Apoorva Kulkarni

Apendicectomia laparoscópica na dor crónica do quadrante inferior direito

Apoorva Kulkarni

Apendicectomia laparoscópica na dor crónica do quadrante inferior direito

ScienciaScripts

Imprint

Any brand names and product names mentioned in this book are subject to trademark, brand or patent protection and are trademarks or registered trademarks of their respective holders. The use of brand names, product names, common names, trade names, product descriptions etc. even without a particular marking in this work is in no way to be construed to mean that such names may be regarded as unrestricted in respect of trademark and brand protection legislation and could thus be used by anyone.

Cover image: www.ingimage.com

This book is a translation from the original published under ISBN 978-620-2-19714-4.

Publisher:
Sciencia Scripts
is a trademark of
Dodo Books Indian Ocean Ltd. and OmniScriptum S.R.L publishing group

120 High Road, East Finchley, London, N2 9ED, United Kingdom
Str. Armeneasca 28/1, office 1, Chisinau MD-2012, Republic of Moldova, Europe
Printed at: see last page
ISBN: 978-620-8-03310-1

Conteúdo

Introdução

A dor é o sintoma mais importante que leva um doente ao médico. Um doente pode adiar uma visita ao médico e suportar outros sintomas, mas quando a dor se torna demasiado forte ou duradoura, o doente é obrigado a visitar o médico. A dor abdominal é a manifestação mais comum de uma patologia intra-abdominal. Diferentes patologias dão origem a dores em diferentes regiões do abdómen. O tipo e a gravidade da dor também podem indicar a natureza do processo patológico subjacente.

A dor crónica no quadrante inferior direito é uma queixa comum em muitos doentes e, apesar de uma avaliação diagnóstica exaustiva, existe um subgrupo de doentes com dor persistente sem uma causa identificável. Este subgrupo representa um desafio único para os doentes e para os médicos envolvidos. Muitos destes doentes são diagnosticados com depressão, ansiedade ou outros problemas relacionados com a saúde mental que tendem a complicar a origem da dor.

A dor crónica que ocorre na região do quadrante inferior direito é uma entidade clínica comum e tem muitos diagnósticos diferenciais. Continua a ser um problema de diagnóstico e, por isso, tem suscitado muito interesse nos últimos anos.[1] A apendicite é um dos mais importantes.

A apendicite é geralmente uma doença aguda, mas também foi descrita uma doença crónica. Estudos realizados a este respeito concluíram que a dor crónica e inespecífica do quadrante inferior direito tratada com apendicectomia resultou num grau significativo de alívio dos sintomas. A maioria dos estudos também encontrou achados correlacionados na histopatologia, como alterações fibróticas, infiltração linfocítica e obstrução luminal.[2]

A apendicite crónica como uma entidade clínica separada ainda não é aceite por muitos, mas ocorre com bastante frequência em crianças e adolescentes e é muitas vezes mal diagnosticada. A histopatologia demonstrou alterações crónicas nos apêndices destes doentes.[3] Os doentes queixam-se frequentemente de uma dor incómoda no quadrante inferior direito de semanas a anos, para a qual não foi efectuado qualquer tratamento. As avaliações laboratoriais e radiológicas são tipicamente normais. A histopatologia da amostra revela uma inflamação crónica.[4] A apendicectomia, como modalidade de tratamento nestes casos, provou ser de grande utilidade. Tanto a laparascopia como a técnica aberta podem ser utilizadas.

Com o advento da cirurgia minimamente invasiva, a apendicectomia laparoscópica tornou-se muito comum. Muitos pacientes também a preferem devido aos melhores resultados cosméticos. Assim, no nosso estudo, utilizámos o método laparoscópico de apendicectomia para o tratamento. O nosso estudo tem como objetivo avaliar os resultados desta modalidade de tratamento no que diz respeito a vários pontos finais.

Finalidades e objectivos

1. Estudar o papel da apendicectomia laparoscópica electiva na dor crónica ou recorrente no quadrante inferior direito.

2. Estudar a relação entre a melhoria clínica e os achados histopatológicos do apêndice removido.

3. Estudar as patologias que não a apendicite encontradas na laparoscopia.

Revisão da literatura

EMBRIOLOGIA DO APÊNDICE

O apêndice desenvolve-se durante a descida do cólon, como um divertículo estreito a partir da extremidade distal do botão cecal **(Fig. 1)**. Aparece por volta da 6ª semana de vida intra-uterina como uma pequena dilatação cónica do membro caudal do intestino médio ([5]). Numa fase embrionária precoce, tem o mesmo calibre que o ceco e está alinhado com este. É formado pelo crescimento excessivo da parede direita do ceco, que empurra o apêndice medialmente.[6]

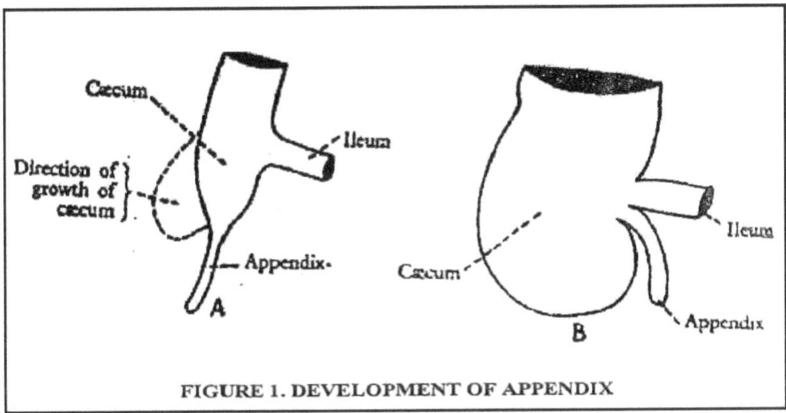

FIGURE 1. DEVELOPMENT OF APPENDIX

As anomalias congénitas do apêndice são: [7]

1. Ausência congénita

2. Duplicação ou triplicação

3. Variação de posições

4. Divertículo congénito / Banda do apêndice

1. Ausência congénita :[7]

Robinson (1952), ao relatar um caso de ausência congénita do apêndice, conseguiu recolher apenas 68 outros exemplos, um número suficientemente indicativo da maior raridade desta condição.

2. Duplicação / Triplicação do apêndice:[7]

Trata-se de uma anomalia extremamente rara, analisada por Khanna. Foram registados menos de 100 casos.

Wall bride (1962) classificou a duplicação em três tipos:

1.   Tipo A:-Duplicação parcial do ceco único

2.   Tipo B:- Ceco único com dois apêndices completamente separados.

Esta subdivide-se ainda em:

>   B1:- "Apêndice semelhante ao das aves", devido à sua semelhança com a disposição normal das aves, em que existem dois apêndices colocados simetricamente de cada lado da válvula ileocecal.

>   B2:- Um apêndice surge do local habitual no ceco, com outro apêndice rudimentar que surge do ceco ao longo da linha de uma das taenia coli.

3.   TIPO C:- Existem dois cecos, cada um com um apêndice. Tincker descreveu um caso único de um apêndice triplo, associado a um pénis duplo e ectopiavesicae.

3. Variações de posição: [8]

Devido às alterações de desenvolvimento no ceco, na alça intestinal média e no mesentério cecal, podem ser observadas as seguintes variações diferentes.

1.   A descida incompleta do ceco pode fazer com que o apêndice fique em posição sub-hepática. O crescimento excessivo do cólon ascendente pode fazer com que o apêndice desça para a posição pélvica com o ceco.

2.   A rotação incompleta ou não rotação da alça do intestino médio pode causar o apêndice no lado esquerdo do abdómen. Pode estar associada à transposição das vísceras.

3.   O ceco pode ter um mesentério e ser móvel. Devido à sua mobilidade, o apêndice pode assumir posições variáveis no abdómen.

4. Divertículo congénito / banda do apêndice:

O divertículo congénito difere do adquirido por ter um revestimento muscular na sua parede. Alguns divertículos têm origem no ducto vitelino-intestinal e o ceco desenvolve-se no ponto de ligação do ducto. Nestes casos, o divertículo está ligado ao umbigo por uma banda fibrosa. Para além da banda, pode encontrar-se um anel até ao umbigo denominado "ligamento apendiculo-ovárico".

ANATOMIA DO APÊNDICE[8]

O apêndice vermiforme é um tubo estreito e vermiano (em forma de verme) que surge da parede cecal póstero-medial, 2 cm abaixo da extremidade do íleo. Pode ocupar uma de várias posições (**Fig. 2**). Assim, pode ser retrocaecal, retrocólico (atrás do ceco ou do cólon ascendente inferior, respetivamente), pélvico ou descendente (quando pende de forma dependente sobre a borda pélvica, em estreita relação com a trompa uterina direita e o ovário nas mulheres). Estas são as posições mais comuns observadas na prática clínica. Outras posições são ocasionalmente observadas, especialmente quando há um longo mesentério do apêndice que permite maior mobilidade. Estas posições incluem a subcaecal (abaixo do ceco); a pré-ileal (anterior ao íleo terminal); a pós-ileal (atrás do íleo terminal)

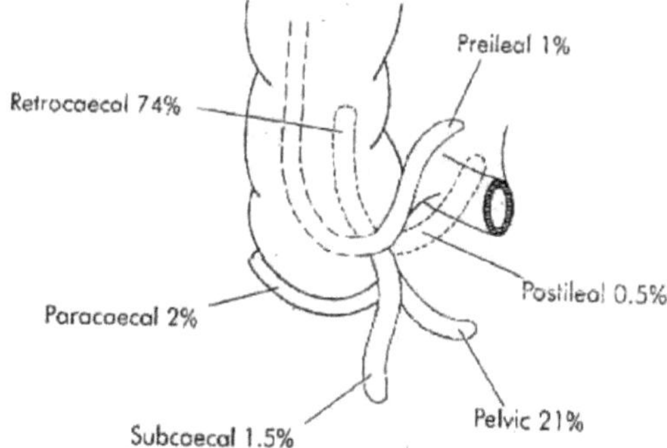

FIGURA-2. VÁRIAS POSIÇÕES DO APÊNDICE

As três ténias coli no cólon ascendente e no ceco convergem na base do apêndice e fundem-se no seu músculo longitudinal. A ténia cecal anterior é geralmente distinta e pode ser localizada até ao apêndice, o que permite orientar a sua localização na prática clínica. O apêndice varia entre 2 e 20 cm de comprimento, com um diâmetro de 5-7 mm: é frequentemente relativamente mais longo nas crianças e pode atrofiar-se e encurtar-se a partir de meados da idade adulta. Está ligado por um mesoapêndice curto à parte inferior do mesentério ileal. Esta prega é geralmente triangular, estendendo-se quase até à ponta apendicular ao longo de toda a víscera.

O lúmen do apêndice é pequeno e abre-se no ceco através de um orifício situado abaixo e ligeiramente posterior à abertura ileocecal. Por vezes, o orifício é protegido por uma prega mucosa semilunar que forma uma válvula (**válvula de Gerlach**). O lúmen pode estar amplamente patente na primeira infância e é frequentemente obliterado, parcial ou totalmente, nas últimas décadas de vida. O apêndice contém normalmente numerosas manchas de tecido linfoide, embora estas tendam a diminuir de tamanho a partir do início da idade adulta.

Fornecimento vascular e drenagem linfática

A artéria apendicular principal, um ramo da divisão inferior da artéria ileocólica, corre atrás do íleo terminal e entra no mesoapêndice a uma curta distância da base apendicular. Aqui dá origem a um ramo recorrente, que se anastomosa na base do apêndice com um ramo da artéria cecal posterior; a anastomose é por vezes extensa. A artéria apendicular principal aproxima-se da ponta do órgão, primeiro perto e depois na borda do mesoapêndice. A parte terminal da artéria encontra-se na parede do apêndice e pode ser trombosada na apendicite, o que resulta em gangrena distal ou necrose. As artérias acessórias são comuns, e muitos indivíduos possuem duas ou mais artérias de suprimento.

Veias apendiculares:

Veias apendiculares: o apêndice é drenado através de uma ou mais veias apendiculares para a veia cecal posterior ou ileocólica e daí para a veia mesentérica superior. **Linfáticos:**

Os vasos linfáticos do mesoapêndice são numerosos: existe tecido linfoide abundante nas suas paredes. Do corpo e do ápice do apêndice, 8-15 vasos ascendem ao mesoapêndice; um ou mais nódulos interrompem ocasionalmente estes linfáticos. Estes vasos unem-se para formar três ou quatro vasos maiores que correm para os vasos linfáticos que drenam o cólon ascendente e terminam nos nódulos inferiores e superiores da cadeia ileocólica.

Inervação:

Os nervos simpáticos e parassimpáticos do plexo mesentérico superior inervam o apêndice e o peritoneu visceral sobrejacente.

Funções: [9]

Durante muitos anos, o apêndice foi erradamente considerado como um órgão vestigial sem qualquer função conhecida.

1.   É agora bem reconhecido que o apêndice é um órgão imunológico que participa ativamente na secreção de imunoglobulinas, particularmente a imunoglobulina A (IgA).

2.   Embora o apêndice seja um componente integral do sistema de tecido linfoide associado ao intestino (GALT) e forme globulina para o mecanismo imunitário. No entanto, o apêndice não é indispensável a este respeito e a apendicectomia não está associada a qualquer predisposição para a sépsis ou qualquer outra manifestação de imunodeficiência.

HISTOLOGIA DO APÊNDICE

Apêndice normal

Em termos gerais, a mucosa do apêndice tem uma coloração amarelada. Microscopicamente, o epitélio contém células absorventes, células caliciformes, células neuroendócrinas (principalmente do tipo Kulchitsky e localizadas na base) e muito poucas células de Paneth. Adicionalmente, as células neuroendócrinas podem ser detectadas com cromogranina ou corantes relacionados dentro da lâmina própria, sem ligação com as glândulas, e em estreita associação com os nervos. Ocasionalmente, estas células neuroendócrinas são identificáveis em secções coradas de rotina devido à presença de grânulos citoplasmáticos eosinofílicos brilhantes. As camadas submucosa, muscular e serosa são qualitativamente semelhantes às suas contrapartes no resto do trato intestinal inferior. Grosso modo, a serosa é lisa, brilhante e transparente. O mesoapêndice, constituído em grande parte por tecido adiposo, contém os vasos do apêndice. Muito raramente, encontram-se nele um ou mais pequenos gânglios linfáticos, que drenam para os gânglios linfáticos pericólicos e mesentéricos superiores.

Apêndice patológico

A apendicite é uma inflamação do apêndice. A apendicite aguda apresenta alterações inflamatórias agudas no apêndice. Em termos grosseiros, apresenta um revestimento fibrinoso ou purulento da serosa, com ingurgitamento dos vasos. A mucosa apresenta áreas de ulceração contra um fundo marcadamente hiperémico. A obstrução do lúmen por um fecólito ou outro agente encontra-se em cerca de um quarto a um terço dos casos. Microscopicamente, as alterações variam desde uma inflamação focal mínima até à necrose total da parede do apêndice, sendo o grau de anomalia parcialmente dependente do intervalo entre o início dos sintomas e a operação. Nas lesões iniciais, os neutrófilos aparecem na base da cripta, adjacentes a um pequeno defeito no epitélio. Após este processo inflamatório atingir a submucosa, espalha-se rapidamente para o restante apêndice. Em estágios avançados, a mucosa é perdida e a parede é necrótica. Em um quarto dos casos, observam-se vasos trombosados. Os vasos serosos podem estar repletos de linfócitos. A periappendicite refere-se à inflamação aguda ou crónica da serosa do apêndice. Está invariavelmente presente nas fases avançadas da apendicite.

Muitos estudos realizados anteriormente concluíram que a apendicite crónica é uma entidade clínica independente, com um curso atípico, não exatamente semelhante ao quadro clássico de apendicite aguda, e que os seus apêndices apresentavam evidências grosseiras e microscópicas de inflamação. Para além disso, os estudos concluíram que um número significativo de doentes fica sem sintomas após a apendicectomia.

A existência de apendicite crónica primária como entidade patológica tem sido muito contestada. Normalmente, pode haver colecções de linfócitos na parede muscular do apêndice, e um raro plasmócito ou eosinófilo pode ser visto na mucosa. A manipulação brusca e o pinçamento do apêndice podem produzir hemorragia da mucosa e ingurgitamento dos vasos serosos. Se ocorreu gangrena, pode restar apenas um coto do apêndice. Noutros casos, em que um processo inflamatório destruiu o músculo, está presente uma substituição fibrosa. Se o processo original foi superficial e confinado à mucosa e submucosa, não se encontram alterações residuais. Muitos casos diagnosticados clinicamente como apendicite crónica representam apendicite aguda recorrente, dependendo os achados patológicos do facto de a apendicectomia ter sido realizada durante um ataque ou entre ataques. Neste sentido, a constatação de um aumento significativo de fibras neurais, células de Schwann e gânglios aumentados em casos de apendicite clinicamente aguda pode ser indicativa de episódios repetidos de inflamação.[10]

HISTÓRIA DA LAPAROSCOPIA

Estamos a assistir ao início de uma nova era, na qual os procedimentos em cavidades corporais fechadas são cada vez mais frequentemente realizados através de acesso mínimo por visualização endoscópica.[11] Este desenvolvimento é o resultado da visão e do trabalho de muitos indivíduos dedicados ao longo do último século. Graças ao esforço destes indivíduos, cada vez mais procedimentos que se pensava serem impossíveis através de acesso endoscópico são agora amplamente realizados. A aceitação generalizada desta técnica tem sido largamente impulsionada pela consciência pública de que a cirurgia minimamente invasiva está associada a menos dor, a um regresso mais rápido à atividade normal e a melhores resultados cosméticos.

Desde os primórdios da civilização, os progressos da tecnologia e os progressos da cirurgia estão inseparavelmente ligados. Um olhar sobre os antigos manuais de cirurgia revela exemplos do engenho dos cirurgiões que criaram instrumentos e operações para lidar com as deformações e as doenças.[12] No início, a sua aplicação era limitada pelos problemas de dor, choque e infeção. Na viragem do século XIX, assistiu-se a uma revolução na prática da cirurgia, provocada pelos progressos da anestesia, da assepsia e da antissepsia e pelo papel da transfusão de sangue. Estes progressos provocaram um salto qualitativo nas técnicas cirúrgicas, de tal modo que as cavidades corporais passaram a estar cada vez mais expostas a novas e melhores técnicas cirúrgicas e a arte e o ofício da cirurgia floresceram.[12]

No virar do século XXI, estamos à beira de uma nova revolução, baseada na imagiologia das técnicas cirúrgicas. Com o advento da fibra ótica, das câmaras de três chips e dos ecrãs tridimensionais e de alta definição, a qualidade da imagem melhorou muito.

Os médicos gregos e romanos fizeram as primeiras tentativas de visualizar o interior das cavidades corporais.[12] Registos de 400 a.C. mostram que os médicos da escola de Hipócrates utilizavam espéculos rectais e vaginais. Foram descritos instrumentos semelhantes em Pompeia (destruída em 70 d.C.) e na Babilónia (500 d.C.).[12] Presume-se que os primeiros endoscópios utilizavam a luz do dia ou uma chama nua como iluminação. No entanto, as limitações técnicas da transmissão da luz e da claridade ótica inibiram a utilização de tais dispositivos até ao início do século XIX, quando Phillip Bozzini desenvolveu o Lichtleiter (condutor de luz) em 1805.[13] Este instrumento utilizava uma vela, espelhos e vários espéculos para visualizar o reto, a vagina, a uretra e a bexiga. O grande avanço seguinte ocorreu em 1853, quando Antonin Desormeaux desenvolveu o seu versátil endoscópio que queimava gazogénio (álcool e terebintina) como fonte de luz e utilizava um sistema de lentes para estreitar e intensificar a iluminação do campo visual. Estes endoscópios levaram ao desenvolvimento de fontes de luz de platina montadas na ponta do espéculo, inventadas pela primeira vez em 1867 por Bruck, um dentista de Breslau, na Polónia. Este dispositivo substituiu e melhorou drasticamente as anteriores fontes de luz de combustão externa, mas era afetado pelos problemas inerentes à lesão térmica e ao clarão, que exigiam a inclinação da lente de visualização para longe da fonte de luz, limitando gravemente o campo visual.[13]

Os principais avanços durante o final do século XIX incluíram o desenvolvimento da lâmpada incandescente por Thomas Edison e o sistema ótico de três lentes por Maximillian Nitze e Reinecke, ambos em 1879. A integração destas duas tecnologias permitiu o desenvolvimento dos primeiros endoscópios/cistoscópios viáveis concomitantemente por vários indivíduos, incluindo Newman de Glasgow em 1883, Leiter em 1886 e Nitze em 1887.[13] O projeto de Nitze provou ser o mais utilitário e versátil, particularmente com a adição de outras melhorias, tais como lentes prismáticas para visualização angular e canais de operação. Como resultado desta tecnologia inicial, a maioria dos procedimentos endoscópicos de cavidade aberta (ou seja, aqueles com acesso através de orifícios naturais) tornaram-se prática clínica comum no final do século XIX. No entanto, só no século XX é que se tentou efetuar uma endoscopia de cavidade fechada.[13]

LAPAROSCOPIA EM CIRURGIA GERAL[13]

O elo que finalmente trouxe a laparoscopia para a corrente principal da cirurgia geral foi o desenvolvimento, em 1985, do sensor de imagem de estado sólido de chip de silício com dispositivo de carga acoplada (CCD) - a câmara de vídeo em miniatura. Esta tecnologia permitiu que todos os membros da equipa cirúrgica visualizassem o campo operatório em simultâneo e a partir da mesma orientação do ecrã de vídeo, em oposição à visualização arcaica de um único olho do passado.

Em 1987, **Philippe Mouret** realizou a primeira colecistectomia laparoscópica humana em Lyon, França.

O sucesso da colecistectomia laparoscópica teve um impacto significativo na prática da cirurgia geral e levou ao desenvolvimento exponencial de outras aplicações, como a apendicectomia laparoscópica, a adrenalectomia, a herniorrafia inguinal, a ressecção do cólon, os procedimentos anti-refluxo, os procedimentos bariátricos, os procedimentos hepatobiliares e pancreáticos, a esplenectomia, os procedimentos vasculares e os procedimentos de cirurgia plástica, bem como vários procedimentos pulmonares e cardíacos intratorácicos.

Karl Miller,[14] em 1996, relatou que a laparoscopia forneceu o diagnóstico em 89,8% dos pacientes.

Klingensmith et al.,[15] em 1996, sugeriram que a laparoscopia pode identificar achados anormais e melhorar o resultado na maioria dos casos selecionados.

Salky BA, Edye MB,[16] em 1998, referiram que a laparoscopia é uma modalidade precisa para o diagnóstico de dor abdominal aguda e crónica.

Lavonius M et al,[17] em 1999, sugeriram que a laparoscopia é um procedimento seguro e útil no diagnóstico e tratamento da dor abdominal crónica.

Raymond P[18] , em 2003, concluiu que a laparoscopia tem um papel diagnóstico e terapêutico significativo em doentes com dor abdominal crónica.

DJ Swank et al[19] em 2003, concluíram que a adesiólise laparoscópica não pode ser recomendada como tratamento de aderências em doentes com dor abdominal crónica.

Arya PK e Gaur KJBS[20] , em 2004, concluíram que a laparoscopia diagnóstica é uma ferramenta de investigação segura e uma das mais frutuosas na dor abdominal inferior não diagnosticada.

Paajanen[21] , em 2005, concluiu que, mediante uma seleção cuidadosa, a laparoscopia alivia os sintomas em mais de 70% dos doentes com dor abdominal crónica e deve ser considerada se os outros testes de diagnóstico forem negativos.

Krishnan P et al[22] em 2008, concluíram que, em doentes com suspeita de tuberculose abdominal sem evidência de doença extra-abdominal, a laparoscopia precoce pode ser útil para estabelecer um diagnóstico histológico com uma morbilidade aceitavelmente baixa (8%).

Nafeh MA et al,[23] em 1992, efectuaram laparoscopia em 200 doentes com ascite não diagnosticada e concluíram que a laparoscopia era um instrumento eficaz no diagnóstico da peritonite tuberculosa.

S Rai et al[24] registaram uma taxa de diagnóstico de 92% no seu estudo para diagnosticar doentes com tuberculose abdominal.

DOR ABDOMINAL CRÓNICA[25]

Uma das razões mais comuns que levam uma pessoa a procurar o conselho de um médico é o facto de ter dores. Sherrington chamou à dor "o complemento físico de um reflexo imperativo de proteção". Os estímulos dolorosos desencadeiam geralmente respostas potentes de retirada e de evitamento. A dor difere de outras sensações na medida em que avisa que algo está errado, antecipa outros sinais e está associada a um efeito desagradável. É extremamente complexa porque, quando a dor é prolongada e os tecidos são danificados, as vias centrais dos nociceptores são sensibilizadas e reorganizadas.

Classificação da dor

Para fins científicos e clínicos, a dor é definida pela Associação Internacional para o Estudo da Dor (IASP) como "uma experiência sensorial e emocional desagradável associada a uma lesão real ou potencial dos tecidos, ou descrita em termos dessa lesão". Isto deve ser distinguido do termo nocicepção que a IASP define como a atividade inconsciente induzida por um estímulo nocivo aplicado aos receptores dos sentidos.

A dor é frequentemente classificada como dor fisiológica ou aguda e dor patológica ou crónica, que inclui a dor inflamatória e a dor neuropática. A dor aguda tem normalmente um início súbito e diminui durante o processo de cura. A dor aguda pode ser considerada como uma "dor boa", uma vez que serve um importante mecanismo de proteção.

O reflexo de retirada é um exemplo deste papel protetor da dor.

A dor crónica pode ser considerada "má dor" porque persiste muito tempo após a recuperação de uma lesão e é frequentemente refractária aos agentes analgésicos comuns, incluindo os anti-inflamatórios não esteróides (AINE) e os opiáceos. A dor crónica pode resultar de lesões nervosas (dor neuropática), incluindo neuropatia diabética, lesões nervosas induzidas por toxinas e isquemia. As sensações de dor e de temperatura têm origem em dendritos não mielinizados de neurónios sensoriais localizados à volta dos folículos pilosos em toda a pele glabra e peluda, bem como nos tecidos profundos. Os impulsos dos nociceptores (dor) são transmitidos através de dois tipos de fibras. Um sistema compreende fibras A δ finamente mielinizadas (2-5 μm de diâmetro) que conduzem a taxas de 12-30 m/s. O outro é constituído por fibras C não mielinizadas (0,4-1,2 μm de diâmetro) que conduzem a taxas baixas de 0,5-2 m/s.[26]

Dor visceral[26]

No diagnóstico clínico, a dor das diferentes vísceras do abdómen e do tórax é um dos poucos critérios que podem ser utilizados para diagnosticar a inflamação visceral, a doença infecciosa visceral e outras doenças viscerais. Muitas vezes, as vísceras não têm receptores sensoriais para outras modalidades de sensação para além da dor.

Além disso, a dor visceral difere da dor superficial em vários aspectos importantes. Uma das diferenças mais importantes entre a dor superficial e a dor visceral é que os tipos de lesões altamente localizadas nas vísceras raramente causam dor intensa. Por exemplo, um cirurgião pode cortar o intestino completamente em dois num doente que esteja acordado sem causar dor significativa. Por outro lado, qualquer estímulo que provoque uma estimulação difusa das terminações nervosas da dor ao longo de uma víscera, causada pela oclusão do fornecimento de sangue a uma grande área do intestino, estimula muitas fibras de dor difusas ao mesmo tempo e pode resultar em dor extrema.

Além disso, a dor profunda e a dor visceral são mal localizadas, nauseantes e frequentemente acompanhadas de suores e alterações da tensão arterial. Para além de ser mal localizada, a dor visceral irradia frequentemente ou é referida a outras áreas. O sistema nervoso autónomo, tal como o somático, tem componentes aferentes, estações centrais de integração e vias efectoras.

Causas da dor visceral verdadeira[26]

Qualquer estímulo que excite as terminações nervosas da dor em áreas difusas das vísceras pode causar dor visceral. Tais estímulos incluem isquémia do tecido visceral, danos químicos nas superfícies das vísceras, espasmo do músculo liso de uma víscera oca, distensão excessiva de uma víscera oca e estiramento do tecido conjuntivo que rodeia ou está dentro da víscera. Essencialmente, todas as dores viscerais que têm origem nas cavidades torácica e abdominal são transmitidas através de pequenas fibras de dor de tipo C e, por conseguinte, só podem transmitir o tipo de dor crónica, dolorosa e de sofrimento.

Isquémia:

A isquemia provoca dor visceral da mesma forma que noutros tecidos, presumivelmente devido à formação de produtos finais metabólicos ácidos ou produtos degenerativos dos tecidos, como a bradicinina, enzimas proteolíticas ou outros que estimulam as terminações nervosas da dor.

Estímulos químicos:

Ocasionalmente, há fugas de substâncias nocivas do trato gastrointestinal para a cavidade peritoneal. Por exemplo, o sumo gástrico ácido proteolítico extravasa frequentemente através de uma úlcera gástrica ou duodenal roto. Este suco provoca uma digestão generalizada do peritoneu visceral, estimulando assim vastas áreas de fibras de dor. A dor é geralmente excruciante.

Espasmo de um disco oco:

O espasmo de uma porção do intestino, da vesícula biliar, de um ducto biliar, de um ureter ou de qualquer outra víscera oca pode causar dor, possivelmente por estimulação mecânica das terminações nervosas da dor. Ou o espasmo pode causar uma diminuição do fluxo sanguíneo para o músculo, combinada com o aumento da necessidade metabólica de nutrientes do músculo, causando assim uma dor intensa. Muitas vezes, a dor de uma víscera espástica ocorre sob a forma de cãibras, com a dor a aumentar até um elevado grau de gravidade e depois a diminuir. Este processo continua de forma intermitente, uma vez a cada poucos minutos. Os ciclos intermitentes resultam de períodos de contração do músculo liso. Por exemplo, cada vez que uma onda peristáltica se desloca ao longo de um intestino espástico demasiado excitável, ocorre uma cãibra. A dor do tipo cãibra ocorre frequentemente na apendicite, gastroenterite, obstipação, menstruação, parto, doença da vesícula biliar ou obstrução ureteral.

Sobredistensão de um disco oco:

O enchimento excessivo de uma visícula oca também pode resultar em dor, presumivelmente devido ao estiramento excessivo dos próprios tecidos. A distensão excessiva pode também colapsar os vasos sanguíneos que circundam a visícula ou que passam para a sua parede, promovendo assim talvez a dor isquémica.

Vísceras insensíveis:

Algumas zonas viscerais são quase completamente insensíveis a qualquer tipo de dor. Estas incluem o parênquima do fígado e os alvéolos dos pulmões. No entanto, a cápsula hepática é extremamente sensível ao trauma direto e ao estiramento, e os canais biliares também são sensíveis à dor. Nos pulmões, embora os alvéolos não sejam sensíveis, tanto os brônquios como a pleura parietal são muito sensíveis à dor.

"Dor parietal" causada por uma doença visceral

Quando uma doença afecta uma víscera, o processo patológico espalha-se frequentemente para o peritoneu parietal, a pleura ou o pericárdio. Estas superfícies parietais, tal como a pele, são fornecidas com inervações dolorosas extensas a partir dos nervos espinais periféricos. Por conseguinte, a dor da parede parietal que cobre uma visícula é frequentemente aguda.

Localização da dor visceral - dor "visceral" e "parietal

Vias de transmissão

A dor proveniente das diferentes vísceras é frequentemente difícil de localizar, por várias razões. Em primeiro lugar, o cérebro do doente não sabe, por experiência própria, que existem os diferentes órgãos internos; por conseguinte, qualquer dor com origem interna só pode ser localizada de forma geral. Em segundo lugar, as sensações do abdómen e do tórax são transmitidas através de duas vias para o sistema nervoso central - a via visceral verdadeira e a via parietal.

A verdadeira dor visceral é transmitida através de fibras sensoriais de dor dentro dos feixes de nervos autónomos e as sensações são referidas a áreas superficiais do corpo, muitas vezes longe do órgão doloroso. Por outro lado, as sensações parietais são conduzidas diretamente para os nervos espinais locais a partir do peritoneu parietal, da pleura ou do pericárdio, e estas sensações são normalmente localizadas diretamente sobre a área dolorosa.

Dor referida[25]

A irritação de um órgão visceral produz frequentemente uma dor que não é sentida nesse local, mas numa estrutura somática que pode estar a alguma distância. Diz-se que essa dor é referida à estrutura somática (dor referida).

Localização da dor referida transmitida por vias viscerais[26]

Quando a dor visceral é referida à superfície do corpo, a pessoa geralmente localiza-a no segmento dermatomal de onde o órgão visceral se originou no embrião, não necessariamente onde o órgão visceral se encontra agora. Por exemplo, o coração teve origem no pescoço e na parte superior do tórax, pelo que as fibras de dor visceral do coração passam para cima ao longo dos nervos sensoriais simpáticos e entram na medula espinal entre os segmentos C-3 e T-5. Por conseguinte, a dor do coração é remetida para o lado do pescoço, sobre o ombro, sobre os músculos peitorais, para baixo do braço e para a zona subesternal da parte superior do tórax. Estas são as áreas da superfície do corpo que enviam as suas próprias fibras nervosas somatossensoriais para os segmentos C-3 a T-5 da medula.

O estômago tem origem aproximadamente nos sétimo a nono segmentos torácicos do embrião. Por conseguinte, a dor de estômago é referida ao epigástrio anterior, acima do umbigo, que é a área de superfície do corpo servida pelos sétimo a nono segmentos torácicos.

A base da dor referida pode ser a convergência das fibras de dor somática e visceral nos mesmos neurónios de segunda ordem no corno dorsal que se projectam para o tálamo e depois para o córtex somatossensorial. Esta é a chamada teoria da convergência-projeção. Os neurónios somáticos e viscerais convergem no corno dorsal ipsilateral. As fibras nociceptivas somáticas normalmente não activam os neurónios de segunda ordem, mas quando o estímulo visceral é prolongado, ocorre uma facilitação das terminações das fibras somáticas. Estas estimulam agora os neurónios de segunda ordem e, obviamente, o cérebro não consegue determinar se o estímulo veio das vísceras ou da área de referência.

Vias parietais de transmissão da dor abdominal

A dor das vísceras é frequentemente localizada em duas áreas superficiais do corpo ao mesmo tempo, devido à transmissão dupla da dor através da via visceral referida e da via parietal direta. Os impulsos de dor passam primeiro do apêndice através de fibras de dor visceral localizadas dentro de feixes de nervos simpáticos e depois para a medula espinal por volta de T-10 ou T-11; esta dor é referida a uma área à volta do umbigo e é do tipo dor e cãibras. Os impulsos de dor também se originam frequentemente no peritoneu parietal, onde o apêndice inflamado toca ou está aderido à parede abdominal. Estes provocam uma dor aguda diretamente sobre o peritoneu irritado no quadrante inferior direito do abdómen.

Mecanismos bioquímicos[25]

Ao nível do intestino, a serotonina (5-HT) tem sido alvo de uma atenção considerável, uma vez que o trato gastrointestinal é a principal fonte no organismo. A 5-HT é responsável por numerosas funções, como a contração ou o relaxamento intestinal, a secreção intestinal e a sensação de dor e náusea. Dependendo do seu subtipo e localização, a 5-HT é ativamente libertada das células enterocromafins em resultado de estímulos mecânicos ou químicos e aumenta o peristaltismo, o tónus da parede intestinal e a perceção sensorial. A modulação de vários subtipos de receptores, como 5-HT1, 5-HT3, 5-HT4 e a recaptação de

5-HT, afecta a função sensório-motora gastrointestinal. Ao nível da coluna vertebral, as fibras aferentes repetidamente estimuladas aumentam a capacidade de resposta neuronal de segunda ordem, possivelmente através da libertação de neuropeptídeos estimulantes (por exemplo, substância P, neuroquinina e péptido relacionado com o gene da calcitonina, entre outros) e aminoácidos excitatórios (por exemplo, glutamato). Estas substâncias aumentam a excitabilidade da membrana e activam os receptores pós-sinápticos (principalmente o N-metil D-aspartato, mas também a substância P e o péptido relacionado com o gene da calcitonina), o que leva a um aumento da libertação e do influxo de cálcio intracelular, que por sua vez ativa a fosfolipase C, a proteína quinase C, o óxido nítrico e outros segundos mensageiros que aumentam a excitabilidade neuronal e a libertação de transmissores pré-sinápticos, permitindo assim um maior influxo de cálcio e criando um ciclo de feedback positivo. Estas substâncias podem também aumentar a expressão de proto-oncogenes, como o c-Fos, que actuam como terceiros mensageiros no controlo da transcrição de genes que codificam neuropeptídeos como a dinorfina. O aumento da expressão do gene da dinorfina pode aumentar a excitabilidade neuronal durante dias ou semanas.

A dor crónica é frequentemente refractária à maioria das terapias convencionais, como os AINE e mesmo os opiáceos. Nos novos esforços para tratar a dor crónica, algumas terapias centram-se na transmissão sináptica nas vias nociceptivas e na transdução sensorial periférica. O TRPV1, um recetor da capsaicina, é ativado por estímulos nocivos como o calor, os protões e os produtos da inflamação. Os adesivos ou cremes transdérmicos de capsaicina reduzem a dor ao esgotar o fornecimento de substância P nos nervos. O Nav1.8 (um canal de sódio com voltagem resistente à tetrodotoxina) está associado exclusivamente a neurónios nociceptivos nos gânglios da raiz dorsal. A lidocaína e a mexiletina são úteis em alguns casos de dor crónica e podem atuar através do bloqueio deste canal.

O ziconotide, um bloqueador dos canais Ca^{2+} do tipo N dependentes da voltagem, foi aprovado para analgesia intratecal em doentes com dor crónica refractária.

Causas da dor abdominal crónica no quadrante inferior direito[27]

1.   Colecistite crónica

2.   Apendicite recorrente/crónica

3.   Malignidade do íleo terminal, apêndice, ceco, cólon ascendente

4.   Doenças inflamatórias intestinais

5.   Isquemia mesentérica

6.   Aderências intestinais

7.   Obstrução intestinal subaguda

8.   Tuberculose ileo-caecal

9.   Abcesso apendicular/lombo

Neoplasias abdominais:

1.   Linfomas gastrointestinais

2.   Tumores estromais gastrointestinais (GIST)

3.   Tumor carcinoide gastrointestinal e síndrome carcinoide

APENDICECTOMIA LAPAROSCÓPICA

Equipamentos e instrumentos

A cirurgia vídeo-laparoscópica tornou-se possível graças aos grandes avanços na tecnologia vídeo. A combinação de equipamento e as competências para utilizar o equipamento constituem os elementos essenciais da cirurgia laparoscópica.

1.   **Fonte de luz:** Uma fonte de luz de alta intensidade, como o Xénon, com intensidade variável e um filtro de luz, permite uma visualização adequada da cavidade abdominal a várias distâncias. Pode ser equipada com um gerador de flash para fotografia em filme.

2.   **Cabo de guia de luz em fibra ótica:** É desejável um cabo com 1 cm de espessura e 225 cm de comprimento. Um cabo grosso transporta mais luz e um cabo comprido é mais cómodo e menos suscetível de ser esticado.

3.   **Câmara de vídeo:** Para maximizar a visualização da estrutura, o requisito mínimo é uma câmara de visualização de chip único com uma resolução de 480 linhas/polegada. É fixada ao videoscópio e o cabo é ligado a um processador que transmite a imagem para o monitor de vídeo. As câmaras de 3 chips (resolução de 700 linhas / polegada) são caras, mas fornecem a melhor imagem. Todas as câmaras requerem um equilíbrio de brancos.

4.   **Telescópio:** Baseia-se no sistema de lentes de haste Hopkins. Está disponível em vários tamanhos: 10 mm, 7 mm, 5 mm e o novo 2 mm. Pode ter 0° vistas frontais ou 30 /45°° vistas angulares. As pontas do telescópio embaciam devido às diferenças de temperatura no exterior e no interior do doente. Este facto é agravado pela insuflação fria. Aquecer o telescópio em água quente a 66° C antes da utilização e tocar com a ponta na superfície do fígado evita o embaciamento.

5.   **Endoflator (insuflador de CO2):** É utilizado para insuflar dióxido de carbono para

criar pneumoperitoneu. Como salvaguarda, também monitoriza constantemente a pressão intra-abdominal para interromper o fluxo quando se atinge uma pressão de 12 a 16 mm Hg e também tem indicadores da taxa de fluxo e do volume total de gás fornecido. A uma velocidade de 4-5 L/min, o fornecimento é ideal. Mas o mínimo exigido é de 6 L/min. O dióxido de carbono é o gás padrão utilizado para a criação de pneumoperitoneu. Pode ser insuflado diretamente na corrente sanguínea em volumes até 100 L/min sem efeitos metabólicos graves. Suprime a combustão e parece ser inócuo para os tecidos do peritoneu.

6. **Monitor de vídeo de alta resolução:** deve ter capacidade para 480 Hz linhas / polegada para uma câmara de um chip e 700 Hz linhas / polegada para uma câmara de três chips. Os monitores devem ter um tamanho mínimo de 13 polegadas para uma visibilidade adequada e devem estar ligados à terra. Para o ensino e a documentação, as impressoras e os gravadores de vídeo são de grande utilidade.

7. **Dispositivo de irrigação:** Normalmente, é utilizada uma pressão de 300 mm Hg para irrigar o abdómen - manual ou eléctrica. As sondas de irrigação/aspiração podem ter um único canal para ambas as funções ou canais separados. Pode ser adicionada heparina 1000 UI/L ao fluido de irrigação para minimizar a formação de coágulos.

8. **Electro-cauterização:** É utilizada para dissecar o mesoapêndice do apêndice e obter uma hemostase adequada. Utiliza electrões para produzir calor e para dissecar e coagular os tecidos.

Instrumentos:

Inclui dispositivos altamente especializados e inovadores utilizados para garantir a segurança do procedimento.

1. **Agulha de Veress:** É utilizada para insuflar o abdómen. Uma bainha metálica cobre a ponta da agulha e retrai-se à medida que a agulha penetra na parede abdominal, voltando a cobrir a ponta quando a agulha está no abdómen. Evita a laceração dos órgãos abdominais durante a insuflação. É ligada à tubagem do insuflador para estabelecer o pneumoperitoneu.

2. **Trócolas e cânulas:** Os trocartes para a introdução do telescópio e dos instrumentos existem em dois tamanhos, ou seja, 10 mm e 5 mm. O trocarte é constituído por um tubo metálico com um obturador de ponta cónica ou piramidal afiada. A superfície exterior da cânula tem um acabamento opaco para minimizar a reflexão da luz no abdómen. A fuga de gás é impedida por uma válvula de flap gate ou de trompete. Todos os trocartes têm

torneiras através das quais o dióxido de carbono pode ser insuflado ou o fumo evacuado.

3.   **Pinças:** São úteis para agarrar e retrair estruturas de paredes espessas ou extrair a vesícula biliar do abdómen. Têm 5,5 mm de diâmetro, com mandíbulas na ponta e pegas com roquete. São inseridas através de duas cânulas laterais e utilizadas para retrair o fundo da vesícula biliar.

4.   **Dissectores e tesouras:** São utilizadas para dissecar estruturas tubulares, passar ligaduras e diatermia de ponta. Têm mandíbulas finas e alongadas. O dissector de Maryland tem as maxilas dobradas na ponta. As tesouras de gancho podem cortar e agarrar os tecidos com a ponta e puxá-los para fora.

5.   **Coaguladores:** Estes são utilizados para cortar ou coagular. O gancho ou a espátula são utilizados para dissecar ou coagular.

Indicações:[28]

1.   Apendicite num doente obeso e em mulheres jovens

2.   Quando o diagnóstico é duvidoso

3.   Diagnóstico de apendicite em posições invulgares

4.   Apêndice de aspeto normal à laparoscopia na ausência de outra patologia

5.   A apendicectomia incidental, juntamente com outros procedimentos laparoscópicos, deve ser considerada se o apêndice estiver doente

Contra-indicações relativas:[28]

1.   Inexperiência com a técnica, localizações anatómicas difíceis

2.   Apêndice gravemente inflamado / apêndice perfurado com peritonite e abcesso apendicular.

3.   Gravidez

4.   Suspeita de malignidade.

5.   Doença co-mórbida grave.

6.   Cirurgia abdominal inferior prévia.

7.   Doença inflamatória pélvica e endometriose.

Complicações pós-operatórias:[29]

As complicações pós-operatórias após a apendicectomia são relativamente raras e reflectem o grau de peritonite que estava presente na altura da operação e as doenças intercorrentes que podem predispor a complicações.

1.   **Infeção da ferida**: Esta é a complicação pós-operatória mais comum, ocorrendo em 5-10% de todos os doentes. Apresenta-se normalmente com dor e eritema da ferida no quarto ou quinto dia pós-operatório, frequentemente pouco depois da alta hospitalar. O tratamento consiste na drenagem da ferida e na administração de antibióticos, quando necessário. Os organismos responsáveis são normalmente uma mistura de bacilos Gram-negativos e bactérias anaeróbias, predominantemente espécies de Bacteroides e estreptococos anaeróbios.

2.   **Abcesso intra-abdominal:** Esta complicação tornou-se relativamente rara após a apendicectomia com a utilização de antibióticos perioperatórios. A febre alta pós-operatória, o mal-estar e a anorexia que se desenvolvem 5-7 dias após a operação sugerem uma coleção intra-peritoneal. Devem ser considerados os locais interloop, paracólico, pélvico e subfrénico. A ecografia abdominal e a tomografia computorizada facilitam muito o diagnóstico e permitem a drenagem percutânea. A laparotomia deve ser considerada em doentes com suspeita de sépsis intra-abdominal, mas nos quais a imagiologia não mostra uma coleção, particularmente naqueles com um íleo contínuo.

3.   **Íleus:** Após a apendicectomia, é de esperar um período de íleo adinâmico, que pode durar vários dias após a remoção de um apêndice gangrenado. O íleo que persiste por mais de 4-5 dias, particularmente na presença de febre, é indicativo de uma sépsis intra-abdominal contínua e deve levar a uma investigação mais aprofundada.

4.   **Respiratórias:** Na ausência de doença pulmonar concomitante, as complicações respiratórias são raras após a apendicectomia. Uma analgesia pós-operatória adequada e fisioterapia, quando apropriado, reduzem a incidência.

5.   **Trombose venosa e embolia:** Estas situações são raras após a apendicectomia, exceto nos idosos e nas mulheres que tomam pílulas contraceptivas orais. Nestes casos, devem ser adoptadas medidas pós-operatórias adequadas.

6.   **Piemia portal (pileflebite):** Trata-se de uma complicação rara mas muito grave da apendicite gangrenosa, associada a febre alta, rigores e iterícia. É causada por septicemia no sistema venoso portal e leva ao desenvolvimento de abcessos intra-hepáticos (frequentemente múltiplos). O tratamento é feito com antibióticos sistémicos e drenagem percutânea dos abcessos hepáticos, conforme adequado.

7.   **Fístula fecal:** A saída de um coto apendicular é rara, mas pode ocorrer se o ponto de

sutura tiver sido colocado demasiado fundo ou se a parede cecal tiver sido afetada por edema ou inflamação. Ocasionalmente, pode ocorrer uma fístula após uma apendicectomia na doença de Crohn.

8.   **Obstrução intestinal adesiva:** Esta é a complicação mais comum de uma apendicectomia. Aquando da operação, é frequentemente encontrada uma única banda de adesão como responsável. Ocasionalmente, a dor crónica na fossa ilíaca direita é atribuída à formação de aderências após a apendicectomia. Nestes casos, a laparoscopia é útil para confirmar a presença de aderências e permitir a sua divisão.

9.   **Hérnia inguinal direita:** Diz-se que é mais comum após uma incisão de ferro em grelha para apendicite devido a lesão do nervo ilio-hipogástrico.

APENDICITE AGUDA RECORRENTE:[30]

A apendicite é notoriamente recorrente. Não é raro os doentes atribuírem esses ataques à dispepsia. Os ataques variam em intensidade, podem ocorrer todos os meses e, na maioria dos casos, acabam por culminar numa apendicite aguda grave. Se se fizer uma história cuidadosa de um doente com apendicite aguda, muitos doentes lembram-se de ter tido ataques de dor mais ligeiros mas semelhantes. Nestes casos, o apêndice apresenta fibrose, o que indica uma inflamação anterior. A apendicite crónica, por sua vez, não existe, mas há provas de uma função neuroimune alterada no plexo mioentérico dos nervos de doentes com a chamada apendicite recorrente (Buchler)[31] .

LITERATURA RECENTE

Em 2008, **Roumen**[32] **et al** realizaram um ensaio clínico aleatório para avaliar a apendicectomia laparoscópica na dor crónica do quadrante inferior direito. O estudo foi realizado em 40 doentes aleatorizados em dois grupos, o grupo da apendicectomia laparoscópica (18 doentes) e o grupo da inspeção laparoscópica apenas (22 doentes). Os resultados da dor pós-operatória e a histopatologia do apêndice foram comparados entre os dois grupos. Procurou-se também estabelecer uma correlação entre os resultados clínicos e a histopatologia do apêndice removido. Os cálculos de risco relativo mostraram que havia uma probabilidade 2,4 vezes maior de melhoria da dor após a apendicectomia laparoscópica. Os seus resultados mostraram que uma proporção significativamente mais elevada de doentes no grupo da apendicectomia laparoscópica apresentava uma melhoria dos sintomas de dor do que no grupo da inspeção laparoscópica apenas após 6 meses (14 em 18 versus 7 em 22). Dos 18 doentes do grupo da apendicectomia laparoscópica, 7 apêndices estavam normais e 11 apresentavam sinais de apendicopatia. Concluiu-se que não existia uma relação significativa entre os valores da dor pós-operatória e os resultados histopatológicos dos apêndices. Em suma, concluíram que, em casos devidamente selecionados, a apendicectomia laparoscópica electiva pode aliviar a dor crónica do quadrante inferior direito e que a histopatologia do apêndice não contribui para o diagnóstico.

Bhavuray Teli[33] **et al** realizaram um estudo prospetivo em 40 doentes com dor crónica no quadrante inferior direito e avaliaram o papel da apendicectomia laparoscópica nesses doentes. 36 de 40 (90%) pacientes estavam completamente livres de dor 6 meses após o procedimento, enquanto 4 de 40 (10%) pacientes não melhoraram. O apêndice de 22 (55%) doentes era patológico, sendo que 10 apresentavam caraterísticas de apendicite aguda e 12 apresentavam caraterísticas de apendicite crónica. 18 (45%) pacientes tinham apêndices histologicamente normais. Concluíram que a apendicectomia laparoscópica pode ser um procedimento terapêutico eficaz na dor crónica do quadrante inferior direito e que não houve relação significativa entre a melhoria clínica e a histologia do apêndice.

Charles C van Rossen[34] **et al** realizaram uma apendicectomia laparoscópica em 10 doentes no Hospital Tergooi, nos Países Baixos, entre 2006 e 2013, nos quais havia antecedentes de dor no quadrante inferior direito durante um mínimo de 2 meses e nos quais não havia qualquer anomalia detectada na ecografia do abdómen. Foram excluídos do estudo os doentes que apresentavam um apêndice anormal na ecografia com uma massa, uma mucocele ou um fecólito, ou os doentes que tinham sido previamente tratados de forma conservadora para apendicite ou nódulo apendicular. Os doentes foram avaliados no que diz respeito à histopatologia dos apêndices e aos valores da dor pós-operatória. 8 dos 10 doentes apresentavam alterações inflamatórias no apêndice, como endo-apendicite, faecólitos e ponta obliterada com alterações inflamatórias prévias, e a pontuação média da escala visual analógica (EVA) após 3 semanas foi de 1. Concluíram que a apendicectomia laparoscópica na dor crónica do quadrante inferior direito aliviava significativamente a dor e que a histopatologia dos apêndices podia ser co-relacionada com os diagnósticos.

Ann K. Lal[35] **et al**, em 2013, na Universidade de Illinois, realizaram um estudo em mulheres com dor pélvica crónica que não tinha sido diagnosticada definitivamente. Dividiram as pacientes em dois grupos, um em que foi realizada uma apendicectomia laparoscópica e outro em que foi feita apenas uma inspeção visual da cavidade peritoneal sem qualquer intervenção cirúrgica. Foram incluídos 95 doentes, dos quais 19 foram submetidos a apendicectomia e 76 não. Dos 19 pacientes, 14 vieram para acompanhamento, enquanto apenas 51 dos 76 do grupo sem apendicectomia vieram para acompanhamento. Dos 14 doentes do grupo de apendicectomia, 13 referiram uma melhoria da dor (93%), enquanto que dos 51 doentes do grupo de não apendicectomia, apenas 8 doentes registaram uma melhoria (16%). A melhoria foi considerada estatisticamente significativa. Concluíram que a apendicectomia realizada durante a laparoscopia diagnóstica para dor pélvica crónica não diagnosticada em mulheres, especialmente do lado direito, melhorou significativamente os sintomas.

Katherine A. O'Hanlan[36] **et al** efectuaram 257 apendicectomias incidentais em doentes submetidas a histerectomia total laparoscópica, entre 1996 e 2007. O exame patológico dos apêndices revelou anatomia normal em 135 pacientes (52%); obliteração fibrosa em 98 pacientes (38%); endometriose em 8 pacientes (4%); 3 casos de tumor carcinoide (1.1%) e apendicite crónica (1,1%); 2 casos de serosite, metaplasia gordurosa e cistadenoma mucinoso (1,1%); e um caso de melanose da mucosa, neurofilia, aderências e carcinoma papilar metastático do ovário (1,5%). Dois dos três casos de carcinoide demonstraram invasão da superfície serosa e necessitaram de colectomia ileoascendente subsequente como tratamento. Concluíram que se trata de uma intervenção muito útil e segura para prevenir complicações futuras, como a apendicite perfurada, e para diagnosticar outras patologias do apêndice.

M. Safaei[37] **et al** efectuaram um estudo prospetivo cruzado em doentes com dor abdominal no quadrante inferior direito (QDL) durante pelo menos duas semanas que não tinha sido diagnosticada por todos os exames. 18 pacientes foram submetidos a apendicectomias e foram acompanhados durante um ano. Em 17 doentes, a dor tinha melhorado completamente. Em 1 doente, a dor não foi aliviada. Este doente também se queixava de dispepsia e de dor no RLQ. Os relatórios anatomopatológicos confirmaram a presença de inflamação crónica em 16 (88,8%) doentes (10 mulheres e 6 homens). Em 2 casos, não foram encontradas provas específicas que documentassem apendicites crónicas. Os autores concluíram que a apendicite crónica ou de grumos deve ser assumida como uma entidade diagnóstica independente na abordagem da dor recorrente na RLQ e que a apendicectomia é uma forma útil de a tratar.

Irfan Ali Sheikh[38] **et al** realizaram apendicectomias em doentes no Combined Military Hospital, Rawalpindi, entre 1999 e 2001, com queixas de dor no RLQ e dividiram-nos em dois grupos, um grupo em que se tratava do primeiro episódio de dor do doente e outro grupo que incluía doentes que tinham sido operados após dois ou mais episódios de dor. Os doentes deste último grupo também foram aliviados da dor e os seus apêndices apresentavam alterações de apendicite, tal como nos doentes do primeiro grupo.

R. L. Kolts[39] **et al** realizaram um estudo prospetivo na população pediátrica com dor crónica recorrente do RLQ. Trataram-nos com uma laparoscopia exploratória com apendicectomia. O resultado foi observado ao fim de 1 mês e 2 anos. 25 pacientes (45,5%) apresentavam achados intra-operatórios significativos no momento da exploração. Destes, 6 (30%) tinham divertículo de Meckel, 4 (20%) tinham aderências que envolviam o ceco, 4 (20%) tinham adenite mesentérica, 3 (15%) tinham apêndice inflamado, 2 (10%) tinham hérnia e 1 doente (5%) tinha um quisto do ovário. Foram encontradas anomalias histológicas em 32 dos 44 doentes (72,7%). Estas eram hiperplasia linfoide (10 doentes), apendicite crónica (5 doentes), apendicite aguda (8 doentes) e fecólitos (7 doentes). Outros achados incluíram tumor carcinoide e doença de Crohn. Havia 8 doentes sem qualquer anomalia na laparoscopia ou na histologia. No seguimento de 2 anos, a resolução completa da dor abdominal ocorreu em 25 (56,8%) doentes, resolução parcial em 6 doentes (13,6%) e ausência de resposta em 13 doentes (29,6%). 15 doentes (34%) apresentavam outras anomalias detectadas durante a laparoscopia. Assim, concluíram que a apendicectomia realizada durante a laparoscopia exploradora é um tratamento útil para a dor crónica recorrente do RLQ e pode também identificar outras doenças durante o processo.

Karim Shalan Al-Araji[40] **et al** efectuaram uma apendicectomia em 58 doentes que se queixavam de dor no RLQ com uma duração de 3 meses a 3 anos. 54 doentes apresentavam alterações grosseiras de inflamação crónica no apêndice e nos tecidos circundantes. Dos 17 espécimes submetidos a histopatologia, 16 revelaram inflamações crónicas e 1 revelou apêndice carcinoide. No seguimento, 56 doentes estavam completamente sem dor e 2 doentes apresentaram uma melhoria moderada da dor. Todos os doentes com inflamação crónica no apêndice ficaram sem dor.

Andiran Fatih[41] **et al** efectuaram um estudo em 72 crianças com dor na RLQ e nas quais tinha sido realizada apendicectomia entre 1998 e 2001. Três casos revelaram uma inflamação crónica do apêndice, cinco casos revelaram um apêndice normal e os restantes 64 apresentavam uma inflamação aguda do ponto de vista histopatológico. Os autores concluíram que a apendicite crónica recorrente é um diagnóstico que deve ser tido em conta na avaliação de crianças com dor de RLQ e que pode ser tratado eficazmente por apendicectomia.

Material e métodos

FONTE DE DADOS:

Os pacientes incluídos no estudo foram os pacientes admitidos nas enfermarias cirúrgicas do nosso instituto no período de novembro de 2012 a novembro de 2014.

Os doentes com dor crónica no quadrante inferior direito não diagnosticada, com resultados ultrassonográficos normais, foram submetidos a uma laparoscopia de diagnóstico e foi realizada uma apendicectomia. Foram também registados quaisquer outros resultados da laparoscopia.

CRITÉRIOS DE INCLUSÃO:

1.   Pacientes na faixa etária de 2 anos a 65 anos

2.   Doentes com dor crónica ou recorrente no quadrante inferior direito há mais de 3 meses

CRITÉRIOS DE EXCLUSÃO:

1.   Pacientes com dor lombar crónica

2.   Doentes que tenham sido submetidos a uma cirurgia abdominal prévia

3.   Doentes com doenças gastrointestinais (por exemplo, doenças inflamatórias intestinais), ginecológicas ou urológicas específicas diagnosticadas

4.   Doentes diagnosticados com doença de Koch abdominal

5.   Doentes que foram previamente tratados de forma conservadora para apendicite ou nódulo apendicular.

TÉCNICA DE APENDICECTOMIA LAPAROSCÓPICA

Preparação do doente:

Os doentes foram obrigados a jejuar cerca de 8 horas antes da operação. Foi administrada a todos os doentes uma dose única pré-operatória de antibióticos intravenosos de largo espetro. O abdómen foi raspado e preparado de forma estéril, com especial cuidado para remover todos os detritos do umbigo. O umbigo foi especialmente preparado com esfregaço cirúrgico e coberto com um penso estéril.

Posição do doente e configuração da sala:

Os doentes foram colocados em posição supina, com uma inclinação lateral esquerda, se necessário. Utilizou-se uma posição de Trendelenberg invertida se estivesse presente um apêndice colocado alto e uma posição de Trendelenberg (cabeça para baixo) se o apêndice estivesse colocado baixo[27] .

ANESTESIA: ANESTESIA GERAL

Pneumoperitoneu:

O pneumoperitoneu foi criado com a técnica aberta da cânula de Hasson. Em alguns casos, foi utilizada a técnica fechada com agulha de Veress. O local preferido para a inserção da agulha de Veress foi o umbigo. A agulha (e o subsequente trocarte) foi inserida num ângulo de 45° em direção à pélvis e afastada da aorta e da veia cava inferior. A confirmação da localização intraperitoneal da agulha de Veress foi efectuada por:

1.   A agulha foi aspirada para demonstrar a ausência de retorno de sangue ou de conteúdo intestinal ou um fluxo livre de fluido.

2.   Teste da gota salina: A agulha foi cheia com soro fisiológico e foi demonstrado que o líquido flui livremente por gravidade para a cavidade peritoneal, uma vez que é gerada uma pressão negativa ao levantar a parede abdominal[28] .

Insuflação:

O trocarte foi ligado ao insuflador e o CO_2 foi instilado a uma taxa de 6-8 litros / minuto. A pressão de abertura registada no insuflador foi mantida inferior ou igual a 10 mmHg. Inicialmente, foi utilizado um caudal baixo de CO_2 para evitar a embolia gasosa ou a estimulação vagal provocada pelo estiramento súbito do peritoneu. Após a insuflação de aproximadamente 3 litros de CO_2, confirmou-se a timpania produzida nos 4 quadrantes do abdómen e aumentou-se o caudal. O caudal máximo através da agulha de Veress de pequeno calibre é de aproximadamente 4 litros por minuto, enquanto através do trocarte é de 6-8 litros por minuto com uma pressão de 1416 mm de Hg. A insuflação pré-peritoneal de CO_2 é caracterizada por timpanismo isolado na parede abdominal perto da agulha e por pressões de insuflação mais elevadas. O procedimento foi iniciado quando a pressão intra-abdominal atingiu 10-16 mmHg, necessitando de 3 a 6 litros de CO_2[28] .

Posição do porto:

O primeiro trocarte (10 mm) foi inserido às cegas no umbigo. Foram colocados dois trocartes adicionais sob orientação vídeo. A segunda porta suprapúbica (5 mm) foi efectuada 2-3 cm cranialmente à sínfise púbica para proteger a lesão da cúpula da bexiga urinária. A ponta do trocarte foi virada para o quadrante superior direito para evitar lesões nos vasos principais. A terceira porta (5 mm) foi colocada na fossa ilíaca esquerda, evitando lesões nos vasos sanguíneos superficiais. O telescópio foi então deslocado do umbigo para a porta da fossa ilíaca esquerda e continuou a ser a porta da câmara até ao final do procedimento. As três portas proporcionaram uma triangulação perfeita e qualquer tipo anatómico de apêndice pode ser facilmente abordado. Também permitiu a exposição direta da base do apêndice e da junção ileocecal. A porta suprapúbica ajudou na manipulação do apêndice de acordo com a necessidade com a mão esquerda do cirurgião. A porta umbilical foi utilizada como porta de trabalho da mão direita para dissecção, coagulação e divisão do mesoapêndice e para extração do apêndice[27] .

Divisão do mesoapêndice:

O apêndice foi segurado com uma pinça pela mão esquerda e o mesoapêndice foi segurado com a ponta de uma pinça de Maryland. Utilizou-se cautério monopolar para coagular os vasos do mesoapêndice até se atingir a base do apêndice. O mesoapêndice foi retirado pouco a pouco com um dissector curvo e a hemostasia foi obtida com electocautério aplicado com cuidado, mantendo os tecidos afastados da junção apendicocereal. Durante a esqueletização do apêndice, o nível da base foi verificado de cada vez para evitar lesões cecais. Para um apêndice retrocaecal, o peritoneu ao longo da borda lateral foi dividido e o ceco foi retraído medial e cranialmente para expor a superfície posterior do ceco. No caso do tipo retro-ileal, o doente foi colocado em posição de Trendelenberg e todas as alças do intestino delgado foram deslocadas cranialmente e, para além da divisão lateral do peritoneu, o tecido avascular lateral ao apêndice foi retirado por dissecção romba até se atingir a ponta do apêndice[27] .

Ligadura e divisão do apêndice:

Duas ou três alças pré-amarradas feitas pelo próprio cirurgião (nó de Rhodder), de acordo com a preferência do cirurgião, de um material de sutura absorvível (catgut crómico / poliglactina 910) foram aplicadas na base do apêndice utilizando um empurrador de sutura/nó. A distância entre os dois laços foi mantida a menos de 5 mm. O apêndice foi cortado entre os dois nós, quando foram aplicados dois nós, ou entre o segundo e o terceiro nó, quando foram utilizados três nós, utilizando uma tesoura de dissecação[27] .

Extração do apêndice:

Depois de remover o apêndice do ceco, este foi colocado à vista na fossa ilíaca direita. O apêndice foi então removido, introduzindo-o na manga redutora, e o apêndice, juntamente com a manga, foi retirado pela porta de 10 mm. Após o parto, o coto do apêndice foi esterilizado tocando-o com uma pequena gaze de álcool[27] . Os trocartes foram removidos sob visualização direta e o pneumoperitoneu foi libertado. As feridas foram irrigadas e fechadas em camadas com suturas[29] .

O apêndice foi submetido a exame histopatológico. Os patologistas não tinham conhecimento dos achados intra-operatórios e da sintomatologia dos doentes do estudo para evitar enviesamentos.

A dieta oral foi iniciada após 8 a 12 horas, e os pacientes foram deambulados logo após a cirurgia. Todos os doentes receberam alta após 2 a 3 dias de pós-operatório, quando já tinham tolerado uma dieta oral completa. Foram acompanhados na sala de operações para remoção da sutura no 10º dia de pós-operatório e posteriormente seguidos ao fim de 3 semanas, 3 meses e 6 meses. A presença e a gravidade da dor, caso existisse, foram registadas ao fim de 6 meses.

INVESTIGAÇÕES:

1.   Análises sanguíneas - Hemograma completo, VHS, creatinina sérica, níveis de ureia no sangue, glicemia aleatória

2.   Urina - rotina e microscopia

3.   Ultrassonografia abdominal

4.   Radiografia do tórax e do abdómen

5.   Exame histopatológico da amostra retirada do apêndice e dos gânglios linfáticos, se retirados aquando do procedimento.

PONTOS FINAIS DO ESTUDO:

1.   Classificação do alívio da dor pós-operatória durante um período de acompanhamento de 6 meses.

(1- dor inalterada, ou pior; 2- dor acentuadamente reduzida, mas não completamente sem dor; 3- sem dor, sem mais queixas no quadrante inferior direito)

2.   Comparação do alívio da dor com a histopatologia do apêndice.

Todos os doentes assinaram um formulário e um formulário de consentimento preenchidos antes de serem incluídos no estudo e antes de serem submetidos ao procedimento operatório. Os que não quiseram assinar não foram incluídos no estudo.

Observações e Resultados

Dados demográficos dos doentes:

Os resultados da análise demográfica de 30 pacientes submetidos a apendicectomia laparoscópica são apresentados a seguir:

QUADRO NO. 1: DISTRIBUIÇÃO POR IDADE E SEXO

Idade (anos)	Masculino	Feminino
2 a 10	2	1
11 a 20	2	3
21 a 30	3	7
31 a 40	4	2
41 a 50	2	1
51 a 60	1	1
60 e mais	1	0
Mediana + DP	26 + 14.44	
Média + DP	28.93 + 14.44	
Total	15	15

No presente estudo, o número máximo de doentes, ou seja, 10 doentes (30%), encontrava-se no grupo etário dos 21-30 anos. Tanto o sexo masculino como o feminino representavam 15 doentes cada. A idade média foi de 26 anos, com um desvio padrão de 14,44. O rácio entre os sexos no estudo foi de 1:1.

QUADRO N.º 2: HEMOGLOBINA (gm%)

Hemoglobina (gm%)	N.º de doentes	Percentagem
<9	4	13.3%
9.1 a 10	10	33.3%
10.1 a 11	11	36.7%
>11	5	16.7%
Média + DP	10.16+0.95	

Mediana+SD	10.15+0.95	
Total	30	100%

No presente estudo, o número máximo de pacientes tinha hemoglobina (Hb%) entre 10,1gm% e 11gm% (36,7%) e entre 9,1gm% e 10gm% (33,3%). O valor mais baixo de hemoglobina observado foi 8,6gm% e o mais alto foi 12,7gm%.

QUADRO NO. 3 : CONTAGEM TOTAL DE LEUKOCITOS (/mm)^3

Contagem total de leucócitos (/mm3)	N.º de doentes	Percentagem
<4000	3	10%
4000 a 6000	9	30%
6000 a 8000	15	50%
>8000	3	10%
Média + DP	6347+1466.8	
Mediana+SD	6500+1466.8	
Total	30	100%

No presente estudo, o número máximo de doentes apresentava uma contagem total de leucócitos entre 6000 e 8000/mm^3 . Não houve um único doente com leucocitose (CPT>11.000/mm^3). Apenas 3 doentes apresentavam uma CPT inferior a 4000/mm^3 . Isto corresponde à história clínica crónica dos doentes.

QUADRO NO. 4 : SINTOMATOLOGIA

Sintomas	N.º de doentes (n=30)
Dor RLQ	30(100%)
Vómitos	8(26.6%)
Febre	3(10%)

No presente estudo, a dor no quadrante inferior direito (dor RLQ) estava presente em todos os 30 doentes (100%), sendo a queixa mais comum. Em contraste, os sintomas de vómitos e febre estavam presentes apenas em 8 doentes (26,6%) e 3 doentes (10%), respetivamente.

TABELA NO. 5:_DURAÇÃO DA DOR NO QUADRANTE INFERIOR DIREITO (RLQ)

Duração (meses)	N.º de doentes	Percentagem
<6	15	50%
6 a 12	9	30%

13 a 18	4	13.3%
>18	2	6.7%
Média + DP	8.63+6.04	
Mediana+SD	6.5+6.04	
Total	30	100%

No presente estudo, 15 doentes (50%) tinham uma história de dor no RLQ com menos de 6 meses. Apenas 2 doentes (6,7%) apresentavam dor de RLQ com mais de 18 meses de duração. Todos os doentes apresentavam dor com pelo menos 3 meses de duração, de acordo com os critérios de inclusão.

QUADRO NO. 6 : RESULTADOS INTRA-OPERATÓRIOS

Conclusões	N.º de doentes (N=30)	Percentagem
Aderências apendiculares	12	40%
Normal	11	36.8%
Linfadenopatia mesentérica	4	13.3%
Líquido livre em rua sem saída	1	3.3%
Intussusceção	1	3.3%
Tubérculos	1	3.3%
Total	30	100%

No presente estudo, 40% dos doentes (12 doentes) apresentavam aderências frágeis do apêndice com estruturas circundantes como o intestino delgado, a parede abdominal lateral e o retroperitoneu, sugerindo um insulto crónico ou recorrente ao apêndice. Outros achados foram gânglios linfáticos mesentéricos em 4 doentes (13,3%), líquido livre no fundo de saco, intussusceção e tubérculos no peritoneu e no intestino em 1 doente cada (3,3% cada).

O apêndice era grosseiramente normal em 11 doentes (36,8%).

QUADRO NO. 7 : HISTOPATOLOGIA

Relatórios histopatológicos	N.º de doentes (N=30)	Percentagem
Apendicite recorrente	22	73.4%
Normal	8	26.6%
Total	30	100%
Linfonodo - linfadenite reactiva	4	13.3%
Tuberculose - granuloma epitelóide	1	3.4%

No presente estudo, 22 doentes (73,4%) tinham apendicite recorrente, enquanto 8 doentes (26,6%) tinham um apêndice normal. Os gânglios linfáticos de 4 doentes (13,3%) com linfadenopatia mesentérica também foram enviados para exame e revelaram linfadenite reactiva em todos os 4. Foram observados granulomas epitelóides nos tubérculos de um doente com tuberculose intra-abdominal.

QUADRO NO. 8: CORRELAÇÃO DA HISTOPATOLOGIA DO APÊNDICE COM OUTRAS HISTOPATOLOGIAS

Outra histopatologia	Histopatologia do apêndice
Linfonodo - linfadenite reactiva	Apendicite recorrente
Linfonodo - linfadenite reactiva	Apendicite recorrente
Linfonodo - linfadenite reactiva	Normal
Linfonodo - linfadenite reactiva	Normal
Tuberculose - granuloma epitelóide	Apendicite recorrente

No presente estudo, verificou-se que 4 doentes apresentavam linfadenopatia mesentérica no intra-operatório. As suas histopatologias revelaram linfadenite reactiva. As histopatologias dos apêndices destes doentes mostraram que dois deles tinham apendicite recorrente, enquanto os outros dois tinham histopatologias normais. O doente com tubérculos intra-abdominais com granulomas epitelóides também apresentava alterações de apendicite recorrente no apêndice.

QUADRO NO. 9 : GRAUS DE ACOMPANHAMENTO DA DOR

Grau de dor	3 semanas	3 meses	6 meses
Grau 3	18(60%)	20(66.6%)	26(86.6%)
Grau 2	12(40%)	10(33.4%)	4(13.4%)
Grau 1	0	0	0
Total	30	30	30

No presente estudo, o alívio da dor pós-operatória foi classificado numa escala de 3 pontos e registado às 3 semanas, 3 meses e 6 meses de seguimento. Grau 1 - dor inalterada ou pior; Grau 2 - dor acentuadamente reduzida, mas não completamente livre de dor; Grau 3 - dor livre, sem mais queixas no quadrante inferior direito. 18 doentes (60%) tinham uma pontuação de grau, enquanto 12 doentes (40%) tinham uma pontuação de grau 2 às 3 semanas. Aos 3 meses, 20 pacientes (66,6%) tinham pontuação de Grau 3, enquanto aos 6 meses, 26 pacientes (86,6%) tinham pontuação de Grau 3. Nenhum dos doentes no estudo tinha dor pior do que antes, ou seja, pontuação de Grau 1.

TABELA NO. 10: RESULTADOS INTRA-OPERATÓRIOS EM DOENTES COM APÊNDICES NORMAIS

Achados intra-operatórios	Apêndices normais
Normal	5
linfadenopatia mesentérica	2
Intussusceção	1
Total	8

No presente estudo, 8 pacientes (26,6%) tinham apêndice histopatologicamente normal. Em 5 deles, nenhum achado positivo significativo foi observado durante a laparoscopia. Em 2 pacientes, apenas linfonodos mesentéricos aumentados foram encontrados durante o procedimento. Um paciente apresentou intussusceção.

TABELA NO. 11: HISTOPATOLOGIA E RESULTADOS INTRA-OPERATÓRIOS EM PACIENTES COM DOR DE GRAU 2 APÓS 6 MESES

Achados intra-operatórios	Relatório histopatológico
Tuberculose	Granuloma epitelóide
Intussusceção	Normal
Normal	Apendicite recorrente
Normal	Normal

Dos 4 doentes que apresentavam dor residual ao fim de 6 meses, um deles era um caso de tuberculose abdominal com granulomas epitelóides, enquanto outro doente apresentava intussusceção, embora o apêndice fosse normal. O terceiro doente não apresentava quaisquer achados intra-operatórios significativos, mas tinha apendicite recorrente na histopatologia. O quarto doente apresentava tanto achados intra-operatórios normais como histopatologia normal.

Discussão

Foram avaliadas várias técnicas para ajudar no diagnóstico da apendicite crónica. A laparoscopia alterou a opinião dos cirurgiões sobre a exploração em doentes com dor crónica no quadrante inferior direito. Os avanços laparoscópicos tornaram a exploração muito menos invasiva e oferecem a opção de tratamento diagnóstico e terapêutico[39] .

QUADRO NO. 12

Parâmetro	BhavurayTeli et al (n=40)	Roumen et al (n=40)	Charles C van Rossen et al (n=10)	Estudo atual (n=30)
Tamanho da amostra	40	40	10	30
Faixa etária (anos)	15-60	15-45	19-51	5-65
Idade média (anos)	27	25 & 29	35	26
Rácio de sexo (M:F)	0.8:1	0.2:1	0.25:1	1:1

No estudo de **Bhavuray Teli et al.**, utilizaram uma amostra de 40 doentes. A idade mínima era de 15 anos e a máxima de 60 anos. A idade média foi de 27 anos e a proporção entre os sexos foi de 0,8:1.

Roumen et al efectuaram um estudo em que também a dimensão da amostra era de 40. A idade mínima era de 15 anos e a máxima de 45 anos. A idade média para os dois grupos foi de 25 e 29 anos. O rácio entre os sexos foi de 0,2:1.

Charles C van Rossen et al, no seu estudo de 10 doentes, tinham uma idade mínima de 19 anos e uma máxima de 51 anos. A idade média era de 35 anos com um rácio entre os sexos de 0,25:1.

No **presente estudo**, o tamanho da amostra foi de 30 pacientes, com 5 anos como idade mínima e 65 anos como idade máxima do paciente. A idade média foi de 26 anos e a proporção entre os sexos foi de 1:1. A este respeito, o presente estudo foi mais comparável com o estudo efectuado por **Bhavuray Teli**.

QUADRO N.º 13

Outros resultados da laparoscopia	BhavurayTeli et al (n= 40)	Roumen et al (n=40)	Charles C van Rossen et al (n=10)	Presente estudo (n=30)
Líquido livre em cul-de-sac	0	0	0	1(3.33%)
Intussussecção	0	0	0	1(3.33%)
LNpatia mesentérica	0	1(2.5%)	0	4(13.33%)
Tuberculose	0	0	0	1(3.33%)
Quisto do ovário	3(7.5%)	2(5%)	2(20%)	0
Total	3(7.5%)	3(7.5%)	2(20%)	7(23.33%)

No estudo **de Bhavuray Teli et al.**, havia 3 doentes (7,5%) que tinham um quisto do ovário.

Do mesmo modo, no estudo de **Roumen et al**, 2 doentes (5%) tinham um quisto do ovário e 1 doente (2,5%) tinha linfadenopatia mesentérica.

No estudo **de Charles C van Rossen et al.**, verificou-se que 2 doentes (20%) tinham quistos nos ovários.

No estudo de **R. L. Kolts et al,** 6 doentes (30%) tinham divertículo de Meckel, 4 (20%) tinham adenite mesentérica, 2 (10%) tinham uma hérnia e 1 doente (5%) tinha um quisto do ovário.

No **presente estudo**, não encontrámos nenhum caso de quisto do ovário, no entanto, 4 doentes (13,33%) apresentavam linfadenopatia mesentérica e tuberculose, intussusceção e líquido livre no fundo de saco foram encontrados em 1 doente cada (3,33% cada). A este respeito, o presente estudo não coincide com o estudo realizado por **Bhavuray Teli, Roumen e Charles C van Rossen**, talvez devido a uma seleção diferente dos doentes.

QUADRO NO. 14

Pontuação da dor (ao fim de 6 meses)	BhavurayTeli et al (n= 40)	Roumen et al (n=40) (lap app n=18)	Charles C van Rossen et al (n=10)	Presente estudo (n=30)
Grau 3	36(90%)	14(77.7%)	7(70%)	26(86.6%)
Grau 2	4(10%)	4(22.3%)	3(30%)	4(13.4%)
Grau 1	0	0	0	0
Valor P	P= 0,1, NS	P= 0,05, S	P= 0,3, NS	P= 0,1, NS

O alívio da dor crónica no quadrante inferior direito foi comparado aqui entre o presente estudo e estudos anteriores realizados por Bhavuray Teli, Roumen e Charles C van Rossen após um período de acompanhamento de 6 meses.

O estudo **de BhavurayTeli et al**. mostrou que 90% dos doentes estavam completamente livres de dor, enquanto apenas 10% tinham dor residual. Este resultado é consistente com o do presente estudo, em que 86,6% dos doentes obtiveram um alívio completo da dor.

No estudo efectuado por **Roumen et al.**, 77,7% dos doentes tiveram um alívio completo da dor, enquanto 22,3% dos doentes tiveram alguma dor remanescente.

No estudo **de Charles C van Rossen et al.**, 70% dos doentes não tinham dor e 30% tinham dor residual.

No estudo **de Ann K. Lal et al.**, 92% dos doentes registaram uma melhoria dos sintomas de dor.

No estudo de **M. Safaei et al,** a dor de 93,7% dos doentes melhorou completamente, enquanto no estudo de **R. L. Kolts et al,** a resolução completa da dor abdominal ocorreu em 56,8% dos doentes, resolução parcial em 13,6% e ausência de resposta em 29,6% dos doentes.

No estudo **de Karim Shalan Al-Araji et al.**, 96,5% dos doentes obtiveram um alívio completo da dor após a apendicectomia.

No **presente estudo**, 86,6% dos doentes obtiveram um alívio completo da dor, enquanto 13,4% dos doentes apresentavam ainda alguma dor residual (valor de P = 0,1, NS). Não houve nenhum doente cuja dor se tivesse mantido igual ou piorado. A este respeito, o presente estudo é comparável a estudos anteriores realizados, sobretudo com o estudo realizado por **Bhavuray Teli et al**, **Karim Shalan Al-Araji et al** e **M. Safaei et al.**

No nosso estudo, encontrámos um alívio completo da dor em 86,6% dos doentes e um alívio parcial da dor em 13,4% dos doentes. De um modo geral, obtivemos 100% de alívio da dor nos doentes submetidos a apendicectomia laparoscópica por dor crónica no quadrante inferior direito.

O menor número de pacientes com alívio completo da dor no presente estudo pode ser devido ao tamanho menor da amostra do nosso estudo, em comparação com alguns dos outros estudos. Além disso, o número de doentes que apresentavam outras doenças durante a laparoscopia também deve ser tido em consideração, uma vez que os doentes com tuberculose abdominal e intussusceção não tiveram um alívio completo da dor. As diferenças nas localizações geográficas dos locais onde os estudos foram efectuados também podem contribuir para a diferença de resultados.

QUADRO NO. 15

Histopatologia do apêndice	BhavurayTeli et al (n= 40)	Roumen et al (n=40) (lap app n=18)	Charles C van Rossen et al (n=10)	Presente estudo (n=30)
Apendicite recorrente/crónica	12(30%)	11(61.1%)	5(50%)	22(73.4%)
Apendicite aguda	10(25%)	0	3(30%)	0
Normal	18(45%)	7(38.9%)	2(20%)	8(26.6%)

Em estudos realizados anteriormente, as histopatologias dos apêndices deram resultados variados.

No estudo de **Roumen et al**, 61,1% dos doentes apresentavam inflamação crónica/recorrente, enquanto 38,9% dos doentes tinham apêndices normais. Não se registaram casos de apendicite aguda.

No estudo **de Charles C van Rossen et al.**, 50% dos doentes tinham apendicite recorrente/crónica, 30% tinham apendicite aguda, enquanto 20% eram normais na histopatologia.

No estudo de **M. Safaei et al,** 88,8% dos apêndices apresentavam inflamação crónica, enquanto os restantes 11,2% eram normais.

No estudo **de Bhavuray Teli et al.**, 30% dos apêndices tinham mostrado sinais de inflamação crónica/recorrente, enquanto 10% tinham alterações inflamatórias agudas nos seus relatórios patológicos e 45% eram normais.

No estudo de **Katherine A. O'Hanlan et al,** apenas 1,1% dos apêndices apresentavam inflamação crónica.

No estudo de **R. L. Kolts et al,** 11,3% dos doentes tinham inflamação crónica, 18,1% tinham inflamação aguda e 18,1% tinham histopatologia normal do apêndice. Registaram-se também 22,7% de casos de hiperplasia linfoide e 15,9% de casos com fecólitos.

No estudo de **Karim Shalan Al-Araji et al,** 58 doentes foram submetidos a apendicectomia e apenas 17 (29,3%) amostras foram enviadas para exame histopatológico. Destas, 16 (94,1%) apresentavam alterações inflamatórias crónicas.

No **presente estudo**, 73,4% dos doentes apresentavam alterações sugestivas de apendicite recorrente na histopatologia, enquanto 26,6% tinham apêndices normais. Não se registaram casos de inflamação aguda.

Os estudos efectuados por Bhavuray Teli, R. L. Kolts, Charles C van Rossen e Roumen apresentavam relatórios histopatológicos variados das amostras dos seus apêndices e a situação também é semelhante no nosso estudo.

Bhavuray Teli encontrou 30% de amostras de apêndices com apendicite crónica/recorrente e 90% dos doentes tiveram um alívio completo da dor; Charles C van Rossen encontrou 50% de amostras de apendicite crónica e 70% dos doentes tiveram um alívio completo da dor; Roumen et al encontraram 61,1% de amostras de apêndices com inflamação crónica/recorrente e 77,7% dos doentes tiveram um alívio completo da dor; o presente estudo mostrou que 86,6% dos doentes tiveram um alívio completo da dor e 73,4% dos doentes tinham evidências de apendicite crónica/recorrente na histopatologia. A partir dos resultados acima referidos, não se pode estabelecer uma correlação clara entre o alívio da dor e a histopatologia dos apêndices.

No nosso estudo, 8 (26,6%) doentes apresentavam apêndices normais. A causa da dor no quadrante inferior direito nestes doentes pode ser psicossomática ou relacionada com uma via de dor não inflamatória, uma vez que, à exceção de um doente, todos os restantes tiveram alívio completo da dor[32] .

Em 4 doentes (13,3%) que apresentavam linfadenopatia mesentérica, verificou-se que os gânglios linfáticos apresentavam linfadenite reactiva. Destes quatro casos, duas amostras de apêndices apresentavam apendicite recorrente, enquanto duas eram normais. É provável que a dor abdominal e a linfadenopatia mesentérica nos doentes que tinham apêndices normais se devam a uma etiologia infecciosa[37] .

No final do estudo, 4 doentes (13,4%) apresentavam dor de grau 2, ou seja, diminuída, mas não totalmente isenta de dor. A dor abdominal de dois destes doentes pode ser atribuída à tuberculose e à intussusceção. O terceiro doente teve apendicite recorrente na histopatologia, pelo que a dor após a cirurgia pode dever-se a infecções parasitárias não diagnosticadas, porfiria ou hepatite[37] ou ter uma base psiquiátrica[39] . É provável que o quarto doente tenha dores devidas a alguma causa psiquiátrica, uma vez que tanto os seus achados intra-operatórios como a histopatologia eram normais. A dor não podia ser atribuída a qualquer patologia apendicular ou intra-abdominal.

Resumo e Conclusões

RESUMO

O nosso estudo foi um estudo prospetivo de intervenção em 30 doentes com dor crónica não diagnosticada no quadrante inferior direito. Todos os pacientes foram submetidos a apendicectomia laparoscópica sob anestesia geral. O estudo foi realizado no nosso instituto de novembro de 2012 a novembro de 2014.

O objetivo deste estudo foi avaliar o papel da apendicectomia laparoscópica no que diz respeito ao alívio da dor e co-relacionar a histopatologia do apêndice com o alívio da dor. As nossas observações estão resumidas abaixo:

❖ O estudo foi efectuado em 30 doentes, com igual número de homens e mulheres. A maioria dos doentes (30%) encontrava-se no grupo etário dos 21-30 anos.

❖ Apenas 8 doentes (26,6%) apresentavam vómitos e apenas 3 doentes (10%) apresentavam febre como sintomas, para além da dor crónica no quadrante inferior direito.

❖ As aderências apendiculares foram o achado intra-operatório mais comum.

❖ 22 doentes (73,4%) apresentavam apendicite recorrente na histopatologia, enquanto os outros 8 apêndices (26,6%) eram normais.

❖ Um doente apresentava granulomas epitelóides que foram diagnosticados como tuberculose abdominal.

❖ Após um período de 6 meses, 26 pacientes (86,6%) registaram um alívio completo da dor, enquanto 4 pacientes (13,4%) apresentaram uma diminuição, mas ainda assim persistiram, da dor no quadrante inferior direito.

❖ Não foi encontrada qualquer correlação entre o alívio da dor e a histopatologia do apêndice.

❖ A maioria dos doentes apresentava apendicite crónica ou recorrente como causa da dor no quadrante inferior direito.

❖ Verificou-se que a apendicectomia laparoscópica aliviava a dor no quadrante inferior direito, independentemente da histopatologia do apêndice.

CONCLUSÕES

*   A laparoscopia é uma ferramenta valiosa no diagnóstico de outras doenças que existem em simultâneo.

*   Não existe correlação entre o alívio da dor crónica do quadrante inferior direito e a histopatologia do apêndice.

*   A dor crónica do quadrante inferior direito é aliviada com a realização de uma cirurgia laparoscópica

apendicectomia.

Bibliografia

1.   De Kok HJ. Apendicectomia laparoscópica: uma nova oportunidade para curar a apendicopatia. J SurgLaparoscEndos(1992) 2(4): 297-302.

2.   Mattei P, Sola JE, Yeo CJ. A apendicite crónica e recorrente são entidades pouco comuns, frequentemente mal diagnosticadas. J Am CollSurg (1994) 178: 385-389.

3.   Falk S, Schutze U, Guth H, Stutte HJ. Apendicite crónica recorrente. Um estudo clinicopatológico de 47 casos. Eur J PadiatrSurg (1991) 1:277-281

4.   Maingots Textbook of Abdominal Surgery, 12th ed, Pg 640

5.   Sadler TW, Langman's Medical Embryology, 9th Edn, Lippincott Williams and Wilikins publications (2004);307-308.

6.   Decker GAG e Du Plessis DJ. Le McGregor's Synopsis of Surgical Anatomy, 12th Edn,Varghese Publishing house, Bombay, (1995); 41.

7.   Ellish, Nalranson LK. Maingots Abdomonal Surgery, Vol.2,10Edt. A Simon and Schuster compangusm (1997):1191-1227.

8.   Gray's Anatomy, 39th Edn Churchill Livingstone, Londres, (2005) :1189-1190

9.   Somen Das. Um livro de texto conciso de cirurgia. 4ª Edição (2006): 1022-1034.

10.   Rosai e Ackerman. Surgical Pathology, 10th edition, Elsevier, (2011): 714-716.

11.   Ajay Kriplani, Parveen Vhatia, Arun Prasad, Deepak Govil, H P Garg, Editores, Comprehensive laparoscopic surgery, Nova Deli, 2007.

12.   T H Brown , M H Irving, Editores, Introdução à cirurgia de acesso mínimo, BMJ Publishing Group, 1999.

13.   Daniel B Jones, Justin S Wu, Nathaniel J Soper, Editores. Cirurgias Laparoscópicas - Princípios e Procedimentos, Quality Medical Publishing, EUA, 1997

14.   Karl Miller MD, Edith Mayer MD, Erich Moritz HD: O papel da laparoscopia na dor abdominal crónica e recorrente. Am J. Surg: (1996):172; 353-7.

15.   Klingensmith ME, Soybel DI, Brooks DC: Laparoscopy for chronic abdominal Pain .Surg Endosc: (1996); 10(11): 1085-7.

16.   Salky BA, Edye MB: The role of laparoscopy in the diagnosis and treatment of

abdominal Pain syndromes; Surg Endosc: (1998); 12(7):911-4.

17.   Lavonius M, et al: Laparoscopia para dor abdominal crónica. SurgLaparosc&endosc: (1999); 9: 42-4.

18.   Raymond P, Onders MD, Elizabeth A, Mittendorf MD: Utilidade da laparoscopia na dor abdominal crónica. Surg : (2003); 134(4): 549-54.

19.   Swank DJ, Swank-Bordewijk SCG, Hop WCJ, et al: Adesiólise laparoscópica em doentes com dor abdominal crónica: A blinded randomized controlled multicenter trial. *Lancet (*2003); 361:1247-51.

20.   Arya PK e Gaur KJBS: Laparoscopia: A tool in diagnosis of lower abdominal pain. Indian J Surg: (2004); 66:216-20.

21.   Paajanen, Hannu, Julkunen, Kristiina, Waris, Heidi. Laparoscopy in Chronic Abdominal Pain: A Prospective Nonrandomized Long-term Follow-up Study, Journal of Clinical Gastroenterology, Feb (2005), 39(2), p. 110-114.

22.   Krishnan P et al: A laparoscopia na suspeita de tuberculose abdominal é útil como método de diagnóstico precoce. ANZ Journal of Surgery (2008); 78: 987-9.

23.   Nafeh MA, Medhat A, Abdul-Hameed AG, Ahmad YA, Rashwan NM, Strickland GT, Tuberculous peritonitis in Egypt: the value of laparoscopy in diagnosis, Am J Trop Med Hyg. (1992) Oct;47(4):470-7.

24.   S Rai e W M Thomas, Diagnosis of abdominal tuberculosis: the importance of laparoscopy; J R Soc Med. (2003) December ; 96 (12) :586-588.

25.   Kim E Barret, Susan M Barman, Scott Boitano, Hedwen L Brooks, Ganong'sReview of Medical Physiology, 24ª edição, capítulo 8, Mc Graw Hill Publication, 2012.

26.   Arthur C Guyton, John E Hall, Textbook Of Medical Physiology, 11th edition, Elsevier Publication, (2006), Capítulo 48.

27.   Mark Feldman, Lawrence S Friedman, Lawrence J Brandt, Sleisenger andFordtran's Gastro intestinal And Liver Diseases - Pathophysiology/ Diagnosis/Management, 9th edition, Saunders Publication, (2010), Chapter 11.

28.   Palanivelu C. Text book of Surgical Laparoscopy, Shrinivas Fine art limited (2002): 411- 424.

29.   Caushaj PF. Atlas de Cirurgia Laparoscópica, W.B.Saunders company, (2000); 300307.

30. Michael LB., Soper NJ., Maingot's Abdominal Operations.Vol.2, 10th Edn., A Simon and Schuster Company USA. (1997); 251-252.

31. Willams NS, Bulstrode CJK, O' Connel PR. Bailey and Love's Short practice of surgery, 25th Edn, Arnoldpublication (2008); 1204-1218.

32. Roumen RM, Groenendijk RP, Sloots CE. Ensaio clínico aleatório que avalia a apendicectomia laparoscópica electiva para a dor crónica no quadrante inferior direito; British Journal of Surgery (2008); 95: 169-175.

33. BhavurayTeli, N Ravishankar. Papel da apendicectomia laparoscópica electiva na dor crónica do quadrante inferior direito. Indian J Surg abril (2012).

34. Charles C, van Rossem, KaijTreskes. Apendicectomia laparoscópica para dor crónica no quadrante inferior direito. Int J Colorectal Dis (2014);29:1199-1202.

35. Ann K. Lal, Amy L. Weaver, Matthew R. Hopkins. Apendicectomia laparoscópica em mulheres sem patologia identificável submetidas a laparoscopia para dor pélvica crónica. JSLS (2013); 17:82-87.

36. Katherine A. O'Hanlan, Deidre T. Fisher, Michael S. O'Holleran. 257 Incidental Appendectomies During Total Laparoscopic Hysterectomy. JSLS (2007);11:428- 431.

37. M. Safaei, L. Moeinei, M. Rasti. Dor abdominal recorrente e apendicite crónica. Jornal de Investigação em Ciências Médicas (2004);1:11-14.

38. Irfan Ali Sheikh, Muhammad Shoaib-Hanif. Apendicite recorrente/crónica: uma entidade clínica independente. Jornal Médico das Forças Armadas do Paquistão (2005).

39. R. L. Kolts, R. S. Nelson, R. Park. Laparoscopia exploratória para dor recorrente no quadrante inferior direito numa população pediátrica. PediatrSurgInt (2006);22:247-249.

40. Karim Shalan Al-Araji. Apendicite "crónica" recorrente; é um mito? A apendicectomia está indicada? Jornal Médico da Babilónia (2006); Volume 3 No. 12:51-55.

41. Fatih Andiran, Sabriye Dayi, Muzaffer .Aydere. Apendicite crónica recorrente em crianças: Uma causa insidiosa e negligenciada de abdómen cirúrgico. Turk J Med Sci (2002); 32:351-354.

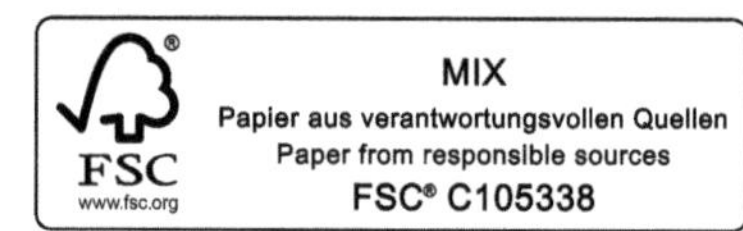

Printed by Books on Demand GmbH, Norderstedt / Germany